AF311281

EXPOSITION

D'UN

MOYEN NATUREL

(ET TRÈS FACILE)

DE VAINCRE

SANS LAVEMENTS ET SANS MÉDECINES,

LA CONSTIPATION,

MÊME DANS LES CAS LES PLUS OBSTINÉS ET LES PLUS INVÉTÉRÉS.

CINQUIÈME ÉDITION. — 1841.

Ce Livre se distribue gratuitement à la maison **WARTON**, à Paris, RUE RICHE-
LIEU, N° 68, où l'on donnera l'adresse des médecins et des personnes les plus
recommandables, chez qui l'on pourra prendre des renseignements sur la parfaite *innuisibilité* de ce MOYEN NATUREL, et sur son efficacité *souveraine*
contre la constipation. Aux médecins de Paris et de la province qui ne connaissent pas ce Moyen Naturel, nous le fournissons *gratis*, pour qu'ils puissent constater ses propriétés, sans versement de fonds.

CHAPITRE PREMIER.

Faits reconnus dans la médecine.

LA MÉDECINE NOUS ASSURE ; —

1° Que « l'état de *constipation* influe d'une manière bien fâcheuse sur la *digestion*. »   BARBET, CROMMARIAS, GÉRARD, JULIA DE
FONTENELLE, MORAND, TASSY, TOLLARD.

2° Que « la *moindre perturbation*, dans les fonctions digestives, amène le *trouble* et le *désordre* dans toutes les autres. »
BESUCHET.

3° Que « après avoir corrigé le dérangement des fonctions
des intestins (c'est-à-dire, la constipation), la *faiblesse* et *toutes*
les maladies se guérissent en général parfaitement, en peu de
temps, et même dans les cas où, auparavant, elles avaient résisté
à tous les moyens de guérison, qui semblaient plus directs. »
ABERNÉTHY et HAMILTON.

4° Que « les lavements méritent le reproche d'*entretenir* le
mal auquel on veut *remédier* par leur emploi ; ... que « la constipation devient d'*autant* plus difficile à vaincre qu'on en use
davantage. »   BARRAS.

5° Que « les lavements ont pour effet *ultérieur* de produire
une constipation si désastreuse, que *désormais* le malade s'en
sert *inutilement* pour se procurer la *moindre* évacuation. »
AUTEUR.

6° Que « les médecines, soit laxatives, soit purgatives, *dérangent* le système nerveux, et *diminuent* l'énergie vitale... que
« une constipation *plus obstinée* suit toujours l'opération de
ces médecines... que « toutes ces médecines perdent leurs propriétés par l'*habitude d'en prendre*. »   HENRY.

C'est sur les cinq faits précédents que tout ce qui se trouve
dans cet opuscule est basé.

CHAPITRE II.

Les trois principes d'Abernéthy et d'Hamilton.

Vers le commencement du siècle présent, deux des plus grands hommes qui aient jamais orné les sciences médicales, Abernéthy et Hamilton, le premier, médecin anglais, le second, médecin écossais, sans se connaître l'un l'autre *(a)*, ont enseigné et démontré :

1° qu'en général, la *santé* et les *forces* proviennent de l'*action saine, régulière et naturelle* des fonctions des *intestins ;* et la *faiblesse* et les *maladies* de *leur dérangement ;*

2° qu'après avoir corrigé le dérangement des intestins, la faiblesse et *toutes* les maladies se guérissent en général parfaitement, en peu de temps, et même dans les cas où, auparavant, elles avaient résisté à *tous* les moyens de guérison qui semblaient *plus directs ;*

3° qu'en ne corrigeant pas le dérangement des intestins, la *même* faiblesse et les *mêmes* maladies ne sont pas, en général, susceptibles d'être guéries *par aucun moyen*, ou qu'elles ne le sont qu'en apparence et que très imparfaitement.

(a) Abernéthy était praticien à Londres ; Hamilton à Edimbourg.

On entend par ces trois principes d'Abernéthy et de Hamilton, que lorsque quelqu'un est *malade, quelle que soit la maladie,* soit aiguë, soit chronique, les intestins sont, presque sans exception de cas, dérangés, et, par conséquent, irréguliers dans leur action ; ou, ce qui revient au même, qu'ils ne procurent pas à la personne, des *évacuations saines, libres, copieuses, journalières et naturelles (a) ;* et qu'en rétablissant les intestins dans un état tel qu'ils fonctionnent *sainement, librement, copieusement, journellement et naturellement,* on réussira, en général, *par ce seul moyen,* à guérir parfaitement la maladie quelle qu'elle soit ; et, qu'en général, on ne réussira pas à la guérir, ou que très imparfaitement, *par aucun autre moyen (b).*

(a) Par les évacuations *naturelles,* nous entendons celles qui ont lieu sans emploi de lavements ou de médecines.

(b) Comme beaucoup de personnes croient que leurs intestins sont dans un état libre, régulier, en un mot, *sain,* lorsqu'ils ne le sont pas, nous indiquerons plus loin les moyens de connaître leur état réel.

On entend encore par ces trois principes d'Abernéthy et de Hamilton, que, lorsque les *personnes âgées sont accablées d'infirmités,* — leurs intestins, d'ordinaire, sont trop lents dans leur action, ou plus ou moins dérangés ; et qu'en réussissant à les faire fonctionner sainement, librement et naturellement, on réussira, en général, à diminuer fortement l'intensité de ces infirmités, et, par ce moyen, *à prolonger considérablement leurs jours.*

On entend, de plus, par ces trois principes d'Abernéthy et de Hamilton, qu'en général, pour *se préserver de toute maladie,* on n'a qu'à conserver les intestins dans un état tel qu'ils fonctionnent sainement, librement, copieusement, journellement et naturellement ; et qu'en général, en négligeant de conerver les intestins dans un tel état, on ne réussira pas à échapper aux attaques des maladies souvent *les plus graves*.

Enfin, on entend par ces trois principes d'Abernéthy et de Hamilton, qu'en général, *pour donner à la vie toute l'étendue qui est, dans les conditions de la nature humaine*, il suffit de conserver les intestins dans un état tel qu'ils fonctionnent sainement, librement, copieusement, journellement et naturellement ; et qu'en général, en négligeant de conserver les intestins dans un tel état, on n'échappera, par aucun moyen, à la mort prématurée, qui par suite de cette négligence, est le sort de presque tous les hommes (a).

(a) Quoique la correction du dérangement des intestins doive produire généralement des résultats tels que nous venons de les indiquer, nous reconnaissons qu'il y a des cas de maladie où la correction de ce dérangement ne réussirait pas à produire ces résultats; nous reconnaissons même qu'il y a des cas de maladie où ce dérangement n'existe pas. Mais ces faits n'affaiblissent nullement nos principes; car ils ne sont que des *cas exceptionnels*, et, par conséquent, ils ne doivent pas s'opposer en rien nos conclusions. L'origine de ces *cas exceptionnels* remonte, pour la plupart, aussi haut que la *naissance* des personnes. Une personne tire de ses parents sa maladie ; une autre, sa constitution maladive et faible ; et une troisième, le vice de son sang.

Nous voudrions faire observer qu'Abernéthy et Hamilton, ne sont pas les seuls qui se soient aperçus des vérités que nous avons énoncées dans ce chapitre. Vers le commencement du siècle présent, Cabanis, un des médecins les plus célèbres de France, attribuait, dans ses « Rapports du physique et du moral de l'homme », *toutes les maladies aux dérangements de ces mêmes parties du corps*. Turner Cooke, médecin anglais, partage les mêmes sentiments, et, dans ses « Observations » publiées assez récemment, il fait voir le succès que l'on doit attendre de l'application de ces principes à toutes, ou à presque toutes, les maladies du corps humain. Il assure formellement que « *Il n'y a réellement aucun cas de maladie, lorsque ces mêmes parties du corps ne sont pas affectées.* » Beaucoup d'autres, comme nous le verrons plus loin, ont écrit dans le même sens.

C'est ici, qu'il est à propos de se rendre compte, de quelle manière les résultats vraiment remarquables qui font l'objet de ce chapitre, s'opèrent à mesure que les intestins sont rétablis dans toute l'énergie de leurs fonctions. La médecine nous enseigne, que *les fonctions digestives, étant rétablies dans toute leur énergie, augmentent proportionnellement la somme des forces vitales.* Les forces vitales obtiennent, ainsi, l'*avantage* dans la lutte qu'il y a constamment entre elles et les forces générales ou physiques (a); car, dans de pareilles circonstances, « *celles-ci*, comme dit bien M. Lafisse, *ne ralentissent aucune des fonctions* (des forces vitales) *dont la réunion constitue la vie.* Ainsi les maladies et les faiblesses diminuent aussitôt en intensité, et la santé et les forces prennent de l'accroissement, jusqu'à ce qu'elles dominent. Sous peu, si cet heureux état de choses continue, leur domination est suivie de l'extinction totale de toute maladie et de toute faiblesse.

(a) Les *forces générales ou physiques* sont celles par lesquelles les molécules anciennes, qui ne contiennent plus *de principes vitaux*, sont dé-

portées continuellement du corps ; comme il se fait par les sécrétions de la peau, des poumons et des reins, et surtout par les évacuations alvines. Les *forces vitales*, au contraire, sont celles par lesquelles de nouvelles molécules, *contenant des principes vitaux*, sont *apportées* continuellement au corps, comme il se fait par la nutrition, pour remplacer les molécules anciennes éliminées du corps par les forces générales ou physiques.

Il suit donc, que tout ce qu'il y a à faire, pour obtenir les résultats promis dans ce chapitre, *c'est de rétablir les fonctions digestives dans toute leur énergie*. Et il est évident qu'on peut opérer cet effet, si on peut rétablir l'estomac dans toutes ses forces. Or, on peut rétablir l'estomac dans toutes ses forces, si on peut ramener les intestins à un état tel qu'ils fonctionnent sainement, librement, copieusement, journellement et naturellement. Nous verrons que, par les moyens que nous allons expliquer, on peut ramener les intestins à un tel état.

CHAPITRE III.

Objections invincibles contre l'emploi des lavements, dans le cas de constipation.

On sait que dans les cas où, par suite d'une constipation habituelle ou d'un grand échauffement, les intestins ne remplissent plus leurs fonctions naturelles, le moyen généralement employé pour les y contraindre, est *les lavements*.

On a toujours trouvé, contre les lavements, une grande objection ; c'est que leur emploi mène rapidement à la nécessité éternelle de les continuer, quand même on ne ferait usage, que d'eau. Le désagrément de faire constamment usage de lavements, serait plus supportable, si la santé ne souffrait pas de leur emploi ; mais il n'en est pas ainsi. Quelque temps après avoir commencé l'emploi des lavements, les intestins perdent complètement leur faculté de s'évacuer, si on ne le continue pas ; car les lavements débilitent le rectum toujours de plus en plus, jusqu'à ce qu'il ne puisse plus opérer *naturellement ses* expulsions périodiques. Cet effet, tout grave qu'il est, n'est pas encore le plus grave : — les lavements ont pour effet *ultérieur* de produire une constipation si *désastreuse*, que *désormais* le malade s'en sert *inutilement* pour se procurer la *moindre* évacuation.

La faculté perdue de s'évacuer, même en faisant usage de lavements, revient par l'emploi du moyen que nous indiquerons plus loin.

Les observations précédentes s'appliquent seulement à l'emploi *habituel* des lavements ; — leur emploi, dans quelques maladies, est utile.

A l'appui de ce que nous venons de dire sur les lavements, nous renvoyons le lecteur à l'excellent *Traité du docteur Barras sur les Gastralgies* (a), où on lit ce qui suit : « Il ne faut point répéter l'emploi des lavements trop souvent, comme on le fait aujourd'hui, parce que leur fréquence produit des accidents qui ne sont nullement compensés par l'avantage des évacuations qu'ils déterminent. En effet, ces évacuations ne soulagent que momentanément ; tandis que les coliques flatulentes, les gonflements abdominaux, la tympanite même, occasionés par l'abus des lavements, durent plusieurs jours. Ces inconvénients, résultent surtout des lavements les plus usités, comme ceux à l'eau tiède, à la graine de lin, etc. ; et ce n'est pas le seul reproche que l'on puisse leur faire : ils méritent encore celui de n'être que des moyens palliatifs, et d'entretenir même le mal auquel on veut remédier par leur emploi ; car il est de fait que, dans les névroses gastriques ; les lavements émollients perpétuent la constipation ; qu'elle devient d'autant plus difficile à vaincre qu'on en use davantage, et que plus on en prend, plus on est obligé d'en prendre. Ce que nous disons ici, je l'ai observé dans une multitude de faits, notamment sur moi-même. »

(a) 3e éd., vol. i, p. 550.

Si le foie ne sécrète pas une bile saine et assez abondante, la bile versée dans les intestins manque en quantité et en force. Dans ce cas, les intestins cessent presque entièrement de s'évacuer. Une bile saine et assez abondante, n'étant plus sécrétée par le foie, les autres fonctions importantes des intestins deviennent aussi fortement dérangées. Or, par l'emploi habituel des lavements, la sécrétion biliaire par le foie s'altère et diminue notablement.

Pareillement, si l'estomac n'opère pas la sécrétion d'un *suc gastrique* sain et assez abondant, il ne peut pas se faire une digestion des aliments convenable pour garantir la santé et les forces. Et comme surcroît de mal, les restes des aliments qui ne sont que partiellement digérés, s'altèrent, se corrompent, et deviennent des matières étrangères, impures, délétères, dans les intestins, d'où elles sont en partie absorbées et portées dans la masse générale du sang, par les milliers de vaisseaux chylifères qui s'y trouvent. Le sang devient ainsi vicié, et la constitution maladive. La partie qui reste encore de ces matières impures, et qui doit passer par le reste des intestins, ne manque pas de causer une irritation tout le long de ce vaste canal, ce qui produit directement de funestes effets sur le système nerveux, et, par son intermédiaire, des effets analogues sur le système général.

Or, tous ces maux, si graves et si nombreux qu'ils paraissent, sont amenés par l'usage des lavements, car leur emploi altère le suc gastrique et en diminue considérablement la quantité. L'altération et la diminution de la bile, dont nous avons parlé plus haut, augmentent encore l'altération et la diminution du suc gastrique, et contribuent fortement aussi à la formation de ces matières impures et corrompues, dont nous avons déjà parlé, dans les intestins, et à tous les maux qui en tirent leur source.

A proprement parler, la sécrétion saine et abondante de la bile, et celle du suc gastrique, dépendent réciproquement l'une de l'autre ; aussitôt donc que l'une commence d'être altérée et diminuée, l'autre s'altère et diminue aussi ; et les maux que chacune, quand elle est détériorée, produit séparément en tant de manières, sont augmentés par les qualités malfaisantes de l'autre. On ne doit donc pas s'étonner que, dans de telles circonstances, une digestion malsaine s'opère, qu'un chyle impur s'élabore, qu'un sang corrompu se forme, que des humeurs mauvaises se produisent par tout le corps, et qu'une constitution maladive s'engendre. C'est ainsi que le corps éprouve une diminution de ses forces ; qu'il n'est plus, par conséquent, en état de devenir

grand et fort dans l'adolescence ; de remplacer, à la même pé
riode, ses proportions défectueuses par une symétrie gracieuse
de résister efficacement aux attaques des maladies subites ; o
de se débarrasser des affections maladives qui ont pu déjà s'em
parer de quelques-unes de ses parties.

De ce bref aperçu des conséquences fâcheuses qui proviennen
de l'usage des lavements, on voit que leur emploi ouvre ur
chemin bien large aux maladies. Il mine, en effet, les meilleure
et les plus robustes constitutions. Par la raison que, lorsqu'on
emploie des lavements, les sécrétions par le foie, les reins, la
peau, les poumons, et par-dessus tout, par le canal intestinal, ne
peuvent plus se faire d'une manière saine, le sang ne peut plu
se débarrasser convenablement de ses impuretés ; — les suites de
cet état doivent être la faiblesse du corps et la maigreur ; les
affections nerveuses dans les membres ; une affection nerveuse
générale ; les débilités musculaires ou les affections paralytiques ;
enfin la vie, au lieu de s'étendre jusqu'au terme naturel, doit
souvent se raccourcir d'un quart, ou peut-être même d'ur
demi-siècle.

CHAPITRE IV.

Objections invincibles contre l'emploi des médecines, soit purgatives, soit laxatives dans le cas de constipation.

Sur l'emploi des médecines purgatives et laxatives dans le
cas de constipation, nous nous contenterons de rapporter ic
quelques observations que fait, dans ses *Dialogues*, M. Henry
médecin irlandais, célèbre à Dublin.

« Toutes les médecines, et surtout toutes les médecines pur
gatives et laxatives, perdent leur force *par l'habitude d'e
prendre.*

» Un dérangement dans les fonctions des intestins, tel que l
constipation, *ne peut pas* être guéri par des médecines purga
tives ou laxatives.

» Le soulagement momentané, que l'on se procure au moye.
des médecines purgatives ou laxatives, est acheté au prix d
l'aggravation et de la *perpétuation* de la maladie.

» Les médecines purgatives et laxatives *dérangent* le système
nerveux et *diminuent* l'énergie vitale.

» Toute médecine, qu'elle soit appelée purgative ou laxative,
quand elle opère avec assez de force pour conduire à la garde-
robe, et quand elle est employée habituellement dans ce but, est
comprise dans les objections que je viens de faire contre les médecines apéritives. Le mal consiste dans l'emploi habituel d'une
médecine comme moyen d'aller à la garde-robe, et non pas dans
une médecine plutôt que dans une autre. C'est l'habitude de se
purger en cas de constipation que je condamne, et non pas l'agent
que l'on emploie pour le faire. »

CHAPITRE V.

Moyen Naturel.

Nous avons vu, dans le deuxième chapitre, qu'il est impos-
sible de se procurer la santé, la force, etc., lorsque les intestins
refusent de remplir leurs fonctions naturelles, jusqu'à ce que l'on

ait réussi à les ramener complètement à leur état normal, c'est-à-dire à fonctionner sainement, librement, copieusement, journellement, et, par la suite, à fonctionner naturellement, c'est-à-dire *sans employer aucun moyen artificiel.*

Nous avons vu, dans le troisième et le quatrième chapitre, que les lavements et les médecines purgatives ou laxatives, c'est-à-dire, les moyens généralement employés, n'ont qu'une action passagère; que, pour qu'ils renouvellent cette action, il faut les employer de nouveau; que par l'habitude d'en prendre, ils perdent leurs forces; que, par leur emploi, on ne réussit pas à remettre les intestins en état de fonctionner naturellement et spontanément; et qu'ils ont, pour effets ultérieurs, l'épuisement des forces physiques et morales, de nombreuses maladies et l'abréviation de la vie. Cependant, sentant, d'un autre côté, que, pour faire remplir aux intestins leurs fonctions naturelles, quand ils sont dérangés, nous avons besoin de *quelque moyen auxiliaire,* nous sommes conduits à la conclusion suivante : Si, lorsque les intestins refusent de remplir leurs fonctions naturelles, au lieu d'employer les lavements, ou des médecines purgatives ou laxatives, on réussissait à trouver un MOYEN NATUREL de faire fonctionner les intestins sainement, librement, copieusement, journellement et naturellement, non-seulement nous évit rions, par son emploi, tous les maux qui suivent celui des lavements et des médecines purgatives et laxatives, mais, encore, nous retirerions tous les avantages que nous avons décrits dans notre deuxième chapitre, et qui proviennent de l'action naturelle des intestins. Plus de ces enfants délicats et faibles, plus de ces personnes petites et maigres, plus de ces gens flétris si longtemps avant l'âge. Au contraire, les *enfants* deviendraient forts; les *adolescents* grands et robustes; les *hommes* faits et les *femmes,* sains et vigoureux; et les *vieillards* rajeuniraient.

Mais, les personnes qui sentiraient le plus de reconnaissance pour une telle découverte, seraient celles qui, pendant une portion considérable de leur existence, s'étant trouvées forcées de faire usage de lavements, ou de médecines purgatives ou laxatives, ont éprouvé tous les désagréments, les souffrances, les maux qui en étaient les suites inévitables, et que nous n'avons fait que signaler, — elles seules sauraient estimer une telle découverte à sa juste valeur.

Un Moyen Naturel, tel que nous l'avons décrit, vient *réellement d'être trouvé.* C'est un moyen qui, *sans lavements et sans médecines,* fait dans les cas les plus opiniâtres, fonctionner les intestins sainement, librement, copieusement, journellement et naturellement, — un moyen qui rend après quelque temps, même *son propre emploi superflu,* en laissant le canal intestinal dans la possession complète de la faculté de fonctionner *spontanément et parfaitement* sous tous les rapports.

Le MOYEN NATUREL qui constitue cette découverte, est l'emploi habituel pour une partie de sa nourriture de l'ERVA-LENTA *de l'Afrique Septentrionale,* ou *farine alimentaire nouvelle.* Ses propriétés principales sont celles qui suivent :

1° Cette substance, qui remplace la farine de blé, et, par conséquent, le pain, *n'a pas, comme eux, la propriété de constiper les intestins* (a).

(a) Le pain, comme il est indiqué dans le Traité qui est joint à la fourniture d'Ervalenta, constipe fortement toutes les personnes disposées à la constipation.

2° Elle devient, par la cuisson, non-seulement agréable, mais *délicieuse.*

3° Elle *préserve* les intestins de la constipation ; par conséquent, elle préserve celui qui en fait usage, *de la nécessité de faire emploi de lavements,* ou de médecines ; devenant ainsi une sûre garantie contre *les graves et innombrables maladies* auxquelles la constipation conduit rapidement.

4° Elle est plus facile à digérer que tout autre aliment connu, pour les estomacs *faibles* et pour ceux qui sont *délabrés* par de mauvaises digestions, ou par des gastralgies.

5° Elle ramène promptement, *à leur force primitive,* les personnes devenues faibles, maigres et délicates, *qui avaient cherché vainement à recouvrer leur force par tout autre moyen.*

6° Sous le rapport de la dépense, elle est si peu chère, qu'il y a peu de personnes qui, en cas de maladie, ne puissent trouver les moyens de s'en servir.

Ce *Moyen Naturel* s'emploie facilement ; il n'est pas moins convenable aux plus robustes qu'aux plus délicats ; il est adapté à tout état de santé, et presque à tout état de maladie où quelque nourriture est permise ; il est, enfin, applicable aux deux sexes et à tous les âges, depuis l'enfant jusqu'au vieillard.

Dans les cas de *constipation,* même les plus obstinés et les plus anciens, sans pouvoir jamais aller à la garde-robe, sinon par les lavements, ou par les médecines purgatives ou laxatives, cet aliment fait fonctionner les intestins sainement, librement, copieusement, journellement et naturellement, sans qu'ils soient jamais purgés ou même jamais relâchés. *Cet effet étant naturel, est, en cela, directement opposé à celui des lavements, et des médecines purgatives et laxatives.*

Dans l'état contraire des intestins, c'est-à-dire, dans l'état de *relâchement,* cet aliment est aussi, dans la plupart des cas, un prompt moyen de guérison.

CHAPITRE VI.

Manière de se servir de l'Ervalenta.

PREMIÈRE MANIÈRE. *Potage d'Ervalenta au bouillon gras.* Pour une seule personne, on délaie 100 grammes (3 onces environ) d'Ervalenta dans trois quarts de litre de bon bouillon gras. On met la casserole sur un feu très doux, en tournant continuellement le contenu pour empêcher qu'il ne brûle au fond. Quand il aura bouilli cinq minutes environ, le potage sera cuit. Une fois cuit, il ne faut pas qu'il soit gardé plus longtemps sur le feu. Ce potage, un peu épais, est (nous pensons pouvoir l'affirmer) *aussi agréable, au moins, qu'aucun autre potage connu.*

SECONDE MANIÈRE. *Potage d'Ervalenta au lait sucré.* On délaie l'Ervalenta avec du lait. Pour une seule personne, on en délaie 100 grammes (3 onces environ) dans trois-quarts de litre de lait ; on y ajoute de 30 à 60 grammes (de 1 à 2 onces environ), suivant le goût, de miel (a) ou de sucre brut de canne (b). On met encore 60 grammes (2 onces environ) d'huile d'olive (c) ou de beurre; on met la casserole sur un feu très doux, en tournant continuellement le contenu pour empêcher qu'il ne brûle au fond. La cuisson sera achevée lorsque le potage aura bouilli cinq minutes environ. Ce potage aussi un peu épais, est regardé comme un mets à la fois *délicat* et *excellent.*

(a) Employez plutôt du miel que du sucre pendant quelques jours, c'est-à-dire, jusqu'à ce que vos visites à la garde-robe soient faciles. C'est alors que vous pourrez varier vos repas, en employant quelquefois du sucre, quelquefois du miel.

(b) Pas de cassonade, ni de sucre blanc ; tous les deux disposent à la constipation, mais surtout le sucre blanc.

(c) Employez plutôt de l'huile d'olive que du beurre, pendant quelques jours, c'est-à-dire, jusqu'à ce que vos visites à la garde-robe soient faciles. C'est alors que vous pourrez varier vos repas en employant quelquefois du beurre, quelquefois de l'huile d'olive.

TROISIÈME MANIÈRE. *Potage d'Ervalenta au lait salé.* C'est le même que le dernier, seulement, au lieu de miel ou de sucre, on ajoute du sel, à son goût, et l'on ne met que 50 grammes (1 once 1/2 environ) d'huile d'olive ou de beurre. Ce potage est *très bon.*

QUATRIÈME MANIÈRE. *Gâteau d'Ervalenta sucré, en miettes.* Pour une seule personne, on prend 100 grammes (3 onces environ) d'Ervalenta, que l'on délaie avec un peu de lait, ou, à défaut de lait, avec un peu d'eau. On y ajoute du miel ou du sucre brut de canne, 50 grammes (1 once 1/2 environ), suivant le goût. On mêle le tout. Puis on le verse dans une poêle à frire, en y mettant, en même temps, assez de beurre pour faire la cuisson sans qu'elle soit brûlée, mais pas plus qu'il n'est absolument nécessaire pour cela. On trouvera que cette quantité est environ de 60 grammes (2 onces environ). On le garde de 12 à 15 minutes sur un feu vif, en tournant continuellement le mets en tous sens, avec un couteau, pour le mettre en très petits morceaux, jusqu'à ce qu'il soit cuit. Ainsi apprêté, il sortira de la poêle en très petits morceaux, presque en miettes, comme son nom l'indique. Ce gâteau doit être mangé aussitôt qu'il sort du feu ; il est à la fois appétissant et *excellent.* Pour lui conserver sa couleur délicate, qui penche, lorsque le gâteau est cuit, vers un orange léger, il faut employer une poêle, dans laquelle on ne frit pas autre chose. La poêle aussi doit être bien nettoyée à chaque cuisson, autrement on ne peut pas conserver au gâteau sa couleur délicate.

CINQUIÈME MANIÈRE. *Gâteau d'Ervalenta salé en miettes.* C'est le même que le dernier; seulement, au lieu de miel ou de sucre, on ajoute du sel, à son goût, et l'on ne met que 40 grammes (1 once 1/2 environ) de beurre. Ce gâteau est *très bon.*

SIXIÈME MANIÈRE. *Gâteau d'Ervalenta en miettes, aux raisins secs (a).* C'est le même que la quatrième manière ; seulement, on ajoute 60 ou 90 grammes (2 ou 3 onces environ) de raisins secs ; cependant, en proportion que l'on ajoute plus de raisins, il faut diminuer la quantité de sucre, et augmenter celle du beurre, car les raisins sont très sucrés, et exigent plus de beurre

(a) Il y a plusieurs espèces de ces raisins, comme ceux de Provence, de Malaga, et de muscats de Malaga.

pour faire la cuisson. Si l'on ajoute 2 onces, par exemple, de raisins, il faut mettre une demi-once de sucre de moins; et, par conséquent, encore moins de sucre, si l'on ajoute 5 onces de raisins. Quelquefois les raisins doivent être lavés. On ajoutera un quart ou une demi-once de beurre de plus, pour 2 onces de raisins. Ce gâteau est *délicieux*; et quoique le gâteau fait d'après la quatrième manière soit excellent, celui-ci est encore meilleur, parce que les raisins ont cet avantage sur le sucre, qu'ils sont encore plus sains et plus appétissants.

Pour les personnes constipées, toutes les six manières, de cuire l'Ervalenta, sont bonnes; cependant, les meilleures sont : *le potage d'Ervalenta au bouillon gras; le potage d'Ervalenta au lait sucré; le potage d'Ervalenta au lait salé.* Mais, de ces trois potages, le meilleur de tous, contre la constipation, c'est le *potage d'Ervalenta au bouillon gras.*

CHAPITRE VII.

Principe, enseigné par Abernéthy et Hamilton, en vertu duquel l'Ervalenta, en rétablissant les intestins dans leur état normal, guérit, par cela seul, presque toutes les autres maladies.

Notre système de guérison, comme il a été expliqué dans le deuxième chapitre, découle de ce principe, qu'en remettant les intestins, lorsqu'ils sont affectés, soit de constipation, soit de relâchement, en état de fonctionner sainement, librement, copieusement, journellement et NATURELLEMENT, on guérit, par cela seul, presque toutes les maladies dont on peut être atteint, et plus sûrement que par tout autre moyen.

Ce principe récent du traitement des maladies différentes et *opposées,* — principe à la fois si important et si extraordinaire par sa *simplicité,* — nous vient, comme nous l'avons déjà vu, d'Abernéthy et de Hamilton. Ils se sont occupés, Abernéthy surtout, d'enseigner et de démontrer, qu'il est très rare que l'on ait une maladie, de quelque espèce et dans quelque partie du corps que ce soit, sans que les intestins soient, de suite, affectés plus ou moins gravement; qu'aussitôt que les intestins deviennent malades, la maladie originelle devient plus grave; que la maladie originelle étant devenue plus grave, les intestins empirent, et ainsi de suite, l'un agissant continuellement sur l'autre par une action réciproque. De plus, ils ont démontré que, sans guérir d'abord les intestins ainsi affectés, toute tentative pour guérir ces maladies serait inutile; mais qu'en guérissant les intestins, on guérit d'ordinaire, par cela seul, et plus sûrement que par tout autre moyen, la plupart des maladies dont on peut être atteint. Enfin, ils ont démontré que, si les intestins sont les premiers atteints, les autres organes digestifs, — savoir, l'estomac et le foie, — deviennent de suite gravement affectés, que l'estomac ne digère plus sainement les aliments, que le foie ne sécrète plus convenablement la bile, ni sous le rapport de la quantité ni de la qualité; et que, si les intestins restaient dans cet état pendant quelque temps, toute la constitution serait fortement ébranlée et deviendrait prédisposée aux maladies, si même quelques autres organes principaux, tels que les poumons, le cerveau, etc., ne ressentaient par fortement la secousse générale.

Après avoir vu, par l'explication précédente, où tant de maladies prennent leur source, comment d'autres durent si longtemps, d'où toutes tirent une augmentation d'intensité, d'où elles puisent, si souvent, la force de résister à tout traitement médical, il est facile de voir qu'en s'étant procuré les moyens de guérir l'action trop lente, ou le dérangement contraire des intestins (c'est-à-dire leur relâchement), on guérira sûrement, par cela seul, *toutes*, ou *presque toutes les autres maladies*.

« Le dérangement des fonctions des intestins, dit Abernéthy, peut produire, dans le système nerveux, une diminution des fonctions du cerveau, même jusqu'à occasionner l'apoplexie ou l'hémiplégie (a), ou un état d'excitation, qui cause le délire ; il peut produire l'inactivité nerveuse partielle et l'insensibilité, ou l'état opposé d'irritation et de douleur ; il peut produire, dans le système musculaire, la faiblesse, les tremblements et la paralysie, ou les affections contraires de spasme et de convulsion ; il peut produire la fièvre, en dérangeant l'action du système sanguifère, et causer des maladies locales diverses, au moyen de l'irritation nerveuse qu'il occasionne ; et par la faiblesse qui est la suite d'une maladie nerveuse ou de la chylification imparfaite. Les affections de toutes ces parties qui ont une continuité de surface avec les intestins, tels que l'estomac, la gorge, la bouche, les lèvres, la peau, les yeux, le nez, les oreilles, peuvent aussi être causées, ou augmentées, par le dérangement des fonctions des intestins. » OBSERVATIONS D'ABERNÉTHY, p. 70, 9ᵉ éd.

(a) Paralysie qui n'affecte qu'une moitié du corps.

Les explications précédentes mettent chacun à même de se convaincre que, par l'emploi de l'Ervalenta, il échappera aux maladies dont il peut être menacé, — aux maladies auxquelles il est prédisposé. La lecture réfléchie du second paragraphe de ce chapitre à la page 10, seul, convaincra tout le monde que l'on peut prévenir l'atteinte de presque toutes les maladies, par l'emploi régulier de ce *Moyen Naturel*.

Les fâcheux effets, qui proviennent des ACCIDENTS, dérivent, pour la plupart, de l'état des intestins au *moment* où l'accident a eu lieu. En général, les accidents, même graves, n'ont rien de très sérieux, si auparavant les intestins fonctionnaient sainement, librement, copieusement, journellement et naturellement (a). Mais, au contraire, si, *au moment* des accidents, les intestins étaient dans l'état opposé, ces accidents doivent être nécessairement suivis d'une guérison lente et difficile, et, souvent même, de la mort.

(a) Cette observation est surtout vraie, si l'on a soin de conserver *parfaitement libres* les intestins pendant tout le temps employé pour la guérison.

L'emploi, fréquent ou habituel, de l'Ervalenta prévient aussi la fâcheuse nécessité où tant de personnes croient se trouver de se faire SAIGNER. Avec la perte du sang, on perd, assez fréquemment, la faculté de *voir* ; on éprouve toujours une diminution marquée des forces, et, en beaucoup de cas, la faiblesse, qui en résulte, est permanente ; on se rend, pour l'avenir, bien plus accessible aux maladies ; et on rapproche, de beaucoup, le terme de la vie. L'usage habituel de l'Ervalenta, rend, dans presque tous les cas, la saignée entièrement superflue; il épargne aussi tout autre moyen qui, comme celui-là, peut mettre en péril les facultés, la santé ou la vie.

Nous avons vu que, si nous exceptons les cas rares, et quelques autres occasionnés par des accidents, toutes les maladies ont leur origine, ou la cause de leur durée, dans le dérangement des intestins; mais cet état admet, presque toujours, une réforme complète, si l'on soumet ces organes à un traitement convenable. Or, l'Ervalenta fournit le seul moyen de les soumettre à ce traitement. Rétablir les intestins dans l'état normal, naturel, — c'est le propre de l'Ervalenta, — l'objet pour lequel elle répond *souverainement*.

Le passage d'Abernéthy, que nous allons rapporter, montre, jusqu'à quel point ce grand homme était convaincu que les maladies des intestins influent sur les autres maladies; et qu'en guérissant ces organes, on parvient à guérir des maladies qui avaient repoussé, jusque-là, tout autre moyen de guérison. On lit, à la page 22 de ses « Observations, » « En corrigeant les dérangements évidents, dans l'état des intestins, des maladies, dans les autres parties du corps, qui avaient repoussé toute tentative de guérison dirigée directement contre elles, ont été promptement guéries, et le malade a recondu qu'un changement si favorable et si complet avait eu lieu dans sa santé, qu'il en était, lui-même, véritablement étonné. »

Pour s'assurer que les trois principes d'Abernéthy et de Hamilton, sont ceux de beaucoup d'autres médecins, il suffit de lire ce qu'ont écrit sur ces matières, Cabanis (1), Turner Cooke (2), Hallé (3), Dessault (4), Richter (5), Schmucker (6), Fischer (7), Scarpa (8), Andouillé (9), Bertrande (10), Cheston (11), Gondret (12), Lafisse (13), de Blainville (14), etc., etc. Les écrits que Gallien et que les autres Anciens nous ont laissés, fournissent aussi une foule de passages dans lesquels les maladies, en général, sont attribuées aux affections des intestins; et, quoiqu'ils fassent voir que les Anciens, n'avaient pas, de cette vérité, une connaissance aussi parfaite que les Modernes, ces endroits démontrent, pourtant, qu'ils s'en étaient, déjà, fortement pénétrés.

(1) Dans ses « *Rapports du physique et du moral de l'homme.* »

(2) Dans ses « *Observations* » *Passim.*

(3) Voir ses Réflexions, dans les Mémoires de la Société royale de Médecine de Paris, pour l'année 1806.

(4) Dans *l'Origine de l'Érysipèle.*

(5) Chirurg. Biblioth., b. VIII, p. 538.

(6) Voir ce qu'il a écrit sur *d'autres maladies occasionnées par les maladies des intestins.*

(7) Dans ses *Observations sur l'état de la médecine en Angleterre.*

(8) Voir ce qu'il a écrit sur *les affections intestinales, causes d'autres maladies.*

(9) Mémoire de l'Académie de Chirurgie, t. III, p. 506.

(10) Mémoire de l'Académie de Chirurgie, t. III, p. 484.

(11) Ses Observations pathologiques.

(12) Mémoire concernant les effets de la pression atmosphérique sur le corps de l'homme, p. III, 1819.

(13) Préface à sa traduction des « *Observations* » d'Hamilton.

(14) Principes d'Anatomie comparée.

CHAPITRE VIII.

Moyens pour s'assurer, si ses propres intestins sont dans un état sain.

Nous avons vu que les maladies, presque innombrables, auxquelles l'homme est exposé, proviennent généralement de quelque dérangement dans les intestins, soit comme cause principale, soit comme cause secondaire. Nous avons vu aussi que, pour éviter ces nombreuses maladies, il est absolument nécessaire de trouver les moyens de se débarrasser de tout dérangement dans ces organes, et cela aussitôt que ce dérangement commence d'avoir lieu. Nous allons voir que, beaucoup plus de personnes qu'on ne le soupçonne, ont les intestins dans un état plus ou moins grand de dérangement.

De ce nombre, en effet, sont tous ceux qui, le matin en se levant, ont la langue chargée, ou l'haleine forte. Et qu'il y a peu de personnes qui ne soient pas dans ce cas !

De ce nombre se trouvent aussi tous ceux qui éprouvent des affections du sang, des aigreurs sur l'estomac quelque temps après avoir mangé, peu ou point d'appetit, le moindre échauffement ou le moindre relâchement du corps, des douleurs de côté, une débilité générale, une digestion difficile, des étourdissements, des flatuosités offensantes, quelque difficulté d'uriner, les membres extrêmement sensibles au froid, des nausées, des affections nerveuses, de l'oppression, des rapports de vent après le repas, des rêves oppressifs, une impossibilité de dormir, un sommeil non-réparateur, des tremblements.

De ce nombre se trouvent aussi tous ceux qui ont la fièvre, la courte haleine, un mal de tête fréquent, le pouls faible et fréquent, le rhumatisme, une toux, des tumeurs sur le corps, des éruptions cutanées, des vents sur l'estomac, la vue faible ou l'ouïe dure avant l'âge où ces infirmités se font ordinairement sentir.

De ce nombre se trouvent tous ceux chez qui l'anxiété et la langueur sont peintes sur le visage ; chez qui un amaigrissement général se fait apercevoir ; chez qui les crampes et les spasmes se font sentir ; chez qui le sommeil est interrompu, que les moindres bruits troublent ; chez qui la sérénité de l'esprit est dérangée par des bagatelles, ou habituellement interrompue ; chez qui les selles sont d'une *couleur* et d'une fétidité qui ne sont pas naturelles, en quantité *trop petite* ou *trop grande*, ou formées de matières *visiblement différentes* l'une de l'autre ; chez qui les selles n'ont pas lieu régulièrement une fois par jour, ou chez qui elles sont plus fréquentes qu'une fois par jour ; ou chez qui elles n'ont lieu qu'au moyen de lavements ou de médecines ; chez qui elles sont dures, liquides ou fétides (a) ou ne sont pas moulées suivant la forme cylindrique des intestins qu'elles ont parcourus ; chez qui le vent par le bas est offensif, ou chez qui les urines sont *épaisses, troubles, pâles, trop* ou *trop peu abondantes.*

(a) « Les selles, dans l'état de parfaite santé et de bonne digestion, doivent avoir fort peu d'odeur. »

(Docteur Bᴇsᴜᴄʜᴇᴛ, *sur la Gastrite*, 3ᵉ éd., *p.* 23.)

De ce nombre se trouvent encore tous ceux qui sont très souvent indisposés ; ceux qui sont fréquemment dans l'état d'abattement ; ceux qui le matin, en se levant, ne se trouvent pas rafraîchis ; ceux qui sont sensibles à la moindre fatigue, ceux qui dorment beaucoup, ou qui ont une disposition à dormir qu'il leur est difficile de dompter.

De ce nombre se trouvent encore tous ceux dont les dents se carient facilement, qui souffrent souvent du mal de dents, ou qui éprouvent un saintement putride des dents.

Enfin, de ce nombre, se trouvent les femmes qui souffrent de pertes, de suppressions et de rétentions.

Il y a plusieurs des maladies précédentes, dont il n'est peut-être pas toujours facile de savoir, si l'on en est atteint ou non. Dans ce cas, elles ne peuvent pas servir comme moyen de juger du véritable état des intestins : mais il sera toujours *très facile* de le connaître en constatant attentivement *l'état de la langue et de l'haleine, le matin en se levant, et l'état des selles et des urines.* Si, le matin en se levant, on a la langue chargée ou l'haleine forte ; ou si, à l'égard des matières excrémentitielles, ou des urines, on constate les indications dont nous avons parlé à la page 13, *elles sont plus sûres que toutes les autres.* Ces moyens, si simples, pour s'assurer si les intestins sont en bon ou mauvais état, sont *aussi infaillibles* que l'est le thermomètre pour connaître le degré de température ; qu'une *pendule elle-même, pour savoir l'heure.* Si on y trouve des indications défavorables, l'état maladif des intestins se trouve ainsi sûrement *constaté* ; et, si l'on n'y porte remède, on se trouvera frappé d'autres graves maladies.

On dira probablement : « *Mais je ne me sens pas malade ; comment se fait-il que je le sois à mon insu ?* » Lorsque l'estomac est affecté, s'en aperçoit-on toujours ? Lorsque les intestins sont habituellement constipés pendant plusieurs jours de suite, en éprouve-t-on, toujours, quelque malaise ? Lorsque le foie ne sécrète pas assez de bile, ou que ses sécrétions sont viciées, se sent-on jamais malade ? Si, pourtant, de tels dérangements n'étaient pas promptement corrigés, ils seraient suivis de maladies sévères.

Donc, après avoir constaté l'état de ses intestins au moyen des indications données à la page 13, si l'on trouvait que ses organes sont dérangés, que l'on y porte remède de suite, autrement on sera frappé plus tard des maladies les plus graves, telles qu'une constipation dangereuse, la diarrhée, l'inflammation des intestins, les hémorroïdes, l'hypocondrie, le squirre du foie, la fluxion de poitrine, l'asthme, les affections nerveuses, les palpitations, la rétention d'urine, la gravelle, la fièvre maligne ou autres fièvres dangereuses, le rhumatisme, le lombago, la goutte, l'hydropisie, les convulsions, l'épilepsie, la phthisie, la paralysie, l'apoplexie, etc., etc.

C'est parce qu'on néglige de s'assurer par les moyens indiqués à la page 13, de l'état de ses intestins, que tant de personnes des deux sexes se trouvent fréquemment malades à un âge peu avancé, et souvent, même, lorsqu'elles sont encore jeunes ; que tant de personnes *meurent* vingt ans, cinquante ans, et plus, avant qu'elles dussent s'y attendre. Que chacun donc y fasse attention au moins *pour l'avenir!* Si l'on agissait ainsi, le moment, où l'on aurait appris que l'on est malade lorsqu'on croyait être en bonne santé, n'aurait pas été l'instant le moins important de la vie. Que chacun, encore une fois, donne tous les jours, une sérieuse attention à l'état de ses intestins; et on verra bientôt que le nombre des malades *sera considérablement diminué;* que ceux qui sont d'un *âge peu avancé,* et encore moins ceux qui sont *jeunes,* ne seront pas si souvent emportés par la mort; que les familles ne seront pas si fréquemment affligées par la douleur de perdre ceux qu'elles auraient pu espérer de conserver encore bien des années; et, quoique les rangs de la mort, par la suite, dussent nécessairement se remplir dans la même proportion que par le passé, ce sera au moins par des *vieillards* qui auront passé la vie dans la plénitude de la santé, et qui seront morts, *sans presque jamais avoir été malades.*

CHAPITRE IX.

Observations de plusieurs Médecins célèbres, sur les conséquence fâcheuses de la constipation.

Hamilton a saisi de nombreuses occasions dans le cours de ses « *Observations,* » de nous prévenir des conséquences fâcheuses de la constipation; — voilà la transcription de quelques-unes; à la page 20, il s'exprime ainsi : «Le retour de l'évacuation périodique ordinaire peut devenir irrégulière par différentes causes qui, jointes à la faculté que possèdent les gros intestins de se laisser distendre sans qu'il survienne aucun malaise, donnent fréquemment lieu à l'accumulation progressive des feces (*matières excrémentitielles*), d'où résultent l'interruption de l'action de l'estomac et de celle des intestins; et par la suite, des affections *très dangereuses.* »

Il dit à la page 21 : «Quand les matières fécales sont évacuées *moins souvent* que l'âge de la personne ne l'exige, quand elles sont *dures,* qu'elles n'ont plus leur *couleur,* ni leur *odeur naturelle,* cela indique un dérangement de l'estomac et des intestins, et il est *à craindre* qu'il ne se déclare une maladie, *si même cela n'est pas encore arrivé;* car on ne doit pas croire que des organes, d'une aussi haute importance dans l'économie animale que l'estomac et les intestins, puissent être longtemps dans un état d'inaction, et la santé rester intacte. »

Il dit à la page 22 : «Si nous considérons encore que les exhalations, qui se font dans la cavité des intestins, sont excrémentitielles, et que leurs produits, étant retenus au-delà du temps convenable, subiront des changemens, et prendront une âcreté nuisible; si, de plus, nous examinons les rapports de sympathie que beaucoup d'organes de notre économie compliquée ont avec l'estomac et les intestins, nous reconnaîtrons nécessairement la grande influence que ceux-ci doivent avoir sur *le bien-être,* la *santé* et la VIE de l'individu. »

Il observe à la page 24 : «On ne dit certainement rien de neuf en avançant que *l'embarras du canal intestinal nuit le plus souvent à la santé.* Mais quand je dis, que cet état accompagne et aggrave les autres symptômes de fièvres, et qu'il est *la cause prochaine de certains désordres qui surviennent chez les enfants et les jeunes gens,* je sais que j'avance des opinions en grande partie nouvelles ; j'espère, cependant, qu'elles paraîtront également raisonnables au médecin qui aura lu ce qui suit, car j'ai reconnu que la régularité des évacuations alvines, a une grande part dans la médecine prophylactique, et nous indique la nécessité de conseiller à *ceux qui veulent conserver leur santé,* ou la *rétablir quand elle est altérée,* de faire beaucoup d'attention à cette circonstance. »

De plus, il dit à la page 29 : « On a encore pensé qu'*une évacuation tous les jours n'était pas nécessaire,* parce que, dans beaucoup de cas, on prend peu de nourriture, et que, par conséquent, on ne doit pas compter sur les évacuations alvines régulières, qui sont d'ailleurs inutiles. Les résidus des aliments ne pouvant servir à la nutrition, font certainement partie des matières fécales. Cependant les sécrétions abondantes de divers organes, et l'exhalation des fluides excrémentitiels que les intestins reçoivent dans leur intérieur, constituent essentiellement la masse des fèces qui s'y déposent (a). Ainsi, tant que les fluides excrémentitiels sont fournis, que la circulation se soutient, et que les sécrétions ont lieu, il est aussi aisé de comprendre comment ces matières se forment sans le secours d'une nourriture solide, que *de reconnaître l'importance de leur évacuation journalière,* »

(a) C'est une erreur, à la fois très commune et très grave, de croire que les matières excrémentitielles proviennent seulement des aliments. Elles proviennent, au contraire, pour la plupart, des fluides devenus nuisibles au corps, sécrétés par le foie, la rate, le pancréas et les nombreuses glandes des intestins. Ces fluides, d'après le vœu de la nature, doivent être portés au dehors, pour que la santé ne soit pas gravement compromise. Le canal intestinal qui est l'organe de cette opération (opération par laquelle ce qui est indispensable pour soutenir le corps, y est retenu, et ce qui est destructif de son économie, en est séparé et expulsé), coopère, dans ce travail de séparation et d'élimination, avec les autres organes excrétoires, c'est-à-dire, la peau, les poumons et les reins.

Il dit encore à la page 36 : « La nécessité d'expulser cette masse nuisible est donc évidente ; et si mon opinion est fondée, les lavements, *ne stimulant que le rectum,* sont loin de suffire pour opérer l'évacuation complète qu'exige le but à remplir. »

Enfin, il dit à la page 76 : « C'est la constipation qui produit l'odeur stercorale de l'haleine, et le désordre de l'estomac, qui déprave l'appétit, et trouble la digestion. La nutrition ne peut alors s'accomplir d'une manière suffisante ; il en résulte de la pâleur, le relâchement et la flaccidité des tissus, le *dépérissement,* la langueur, la faiblesse, *la suspension de toutes les excrétions,* des épanchements séreux, l'hydropisie et *la mort.* »

M. de Blainville, dans ses *Principes d'Anatomie comparée,* fait voir, jusqu'à démonstration, la raison de pareils effets, et cela en très peu de mots. « *La vie et la santé,* dit M. de Blainville, ne peuvent se maintenir sans qu'il y ait continuellement *apport* de nouvelles molécules, et *départ* des molécules anciennes. Sans cesse en action, *les forces vitales et les forces générales*

(a) se contrebalancent constamment, et *le degré de vie* est proportionné au degré de supériorité des premières sur les secondes. »

(a) C'est-à-dire, sécrétives, évacuatives, etc., ou, si l'on veut, physiques, comme le docteur Lafisse les appelle plus bas.

Le docteur Lafisse, en commentant les paroles de M. de Blainville, dit : « Si nous ne pouvons exister sans que les parties nutritives des aliments soient fréquemment assimilées à notre propre substance, *l'entretien de la santé* n'exige pas moins impérieusement que nos organes portent au dehors tout ce qui leur est étranger. » Après, sur le contrebalancement constant des forces vitales et des forces physiques, dont parle M. de Blainville, il s'exprime ainsi : — « Pour que l'avantage soit du côté des forces vitales dans cette espèce de lutte entre elles et les forces générales ou physiques, il faut que *celles-ci ne ralentissent aucune des fonctions* (des forces vitales) *dont la réunion constitue la vie.* Ainsi, lorsque les fèces séjournent dans les intestins au-delà du temps convenable, elles agissent d'une manière fâcheuse par leur *poids* et par la *pression* qu'elles exercent sur les parois intestinales. Nous voyons *ici* des organes dont l'action est *bornée* par *deux* lois physiques. »

Le docteur Lafisse continue : « Si l'on réfléchit ensuite sur les qualités nuisibles que les matières excrémentitielles doivent acquérir par l'effet même du *retard* qu'éprouve leur évacuation (a), l'on sentira la nécessité de prévenir ce retard, ou d'en combattre les effets quand il a eu lieu. »

(a) Telles que leur âcreté, leur nature corrompue, délétère, etc., indiquées par l'odeur insupportable qu'elles acquièrent, quand elles ne sont pas expulsées du corps à des intervalles assez rapprochés.

Dans sa préface aux « *Observations* » de Hamilton, le docteur Lafisse dit encore : « On conçoit combien il est essentiel que les intestins ne soient jamais troublés dans l'exercice de leurs fonctions par le *séjour* de résidus alimentaires qui, ne pouvant servir à la nutrition, doivent être considérés comme de *véritables corps étrangers.* L'état de gêne que l'accumulation de ces matières produit dans les organes digestifs (c'est-à-dire l'*estomac* et les *intestins*) et qui s'étend des uns aux autres, suspend ou diminue l'action de ces organes. L'estomac et les intestins tombent ainsi dans un état d'inertie. Mais ce n'est pas seulement l'abdomen (le *bas-ventre*) qui présente alors des lésions de fonctions. Le retard qu'éprouvent la *circulation* et les *sécrétions dans cette partie du corps* rend ces mêmes fonctions *trop* actives dans la *poitrine* et dans la *tête.* Les organes digestifs réagissent encore d'une manière sympathique sur les *poumons* et sur le *cerveau*; c'est ainsi qu'on peut expliquer l'*oppression* et la *céphalalgie* (mal de tête) *gravative* qui accompagnent si souvent une constipation opiniâtre. »

Dans un autre endroit de la même préface, le même judicieux observateur dit : « Les recherches particulières que M. le docteur Broussais a faites sur les *inflammations du tube digestif*, ont eu des résultats utiles, sans doute, en inspirant aux médecins le dessein d'étudier un genre d'affections qui doit tenir une place importante dans nos cadres nosologiques ; mais des disciples ardents ont trop étendu les conséquences des travaux de leur professeur. Ils ont bien souvent attribué à la *phlegmasie*, ou à ce qu'ils appellent *irritation*, des affections purement dépendantes de la *diminution* des facultés digestives, et de *l'accumulation*, soit des fèces, soit des fluides abondants, qui lubréfient la surface intestinale. Tel est le système d'après lequel on a prodigué des sangsues, et l'on a négligé l'usage des purgatifs, considérés comme évacuants. Or, ces deux circonstances, *l'inertie du canal intestinal*, et *l'accumulation des fèces* étant beaucoup (*infiniment*) plus communes que l'état inflammatoir des organes digestifs, on a vainement combattu l'embarras intestinal par des émissions sanguines, et l'on n'a pas même tenté le moyen de guérison le plus (*le seul*) efficace. »

Le docteur Besuchet, dans son opuscule, dit : « Il n'y a donc point de paradoxe à dire que la moindre perturbation dans les fonctions digestives amène le trouble et le désordre dans toutes les autres ; cela est surtout rigoureusement vrai pour les viscères contenus dans la capacité de l'abdomen. » Page 79.

Il dit encore : « Si la digestion se fait mal, elle produit de mauvais chyle ; les sucs réparateurs ne distribuent plus le baume de vie dans toutes les parties de notre individu, et la machine ne tarde pas à se détraquer. On peut donc dire avec vérité que la digestion est la base de l'équilibre de la santé humaine, et que souvent on se trompe en ne voyant dans l'affection d'un organe, en apparence sans connexité avec les voies digestives, qu'un fait isolé ; il m'est arrivé plus d'une fois de répondre à des demandes de consultation pour des affections chroniques du cœur, des poumons, etc., etc., par des questions propres à m'éclairer sur l'état des organes de la digestion, et de découvrir par des réponses que ce que l'on prenait pour une affection *essentielle* ou *organique* de tel ou tel viscère ne provenait que de l'altération des fonctions digestives. » Page 80.

MM. Barbet, Crommarias, Gérard, Julia de Fontenelle, Morand, Tassy et Tollard, dans leur rapport fait à la société des sciences physiques et chimiques de France, sur le travail du docteur Besuchet relatif aux maladies des voix digestives, disent, que « *l'état de constipation influe d'une manière bien fâcheuse sur la digestion,*

Le docteur Besuchet a consigné, dans son ouvrage, quelques observations extrêmement curieuses qu'il ne sera pas étranger à notre sujet de rapporter ici.

« Voltaire a dit quelque part que les hommes qui se sont rendus fameux par leurs goûts sanguinaires, n'allaient pas bien à la garde-robe. Cette pensée a toute la profondeur et toute la portée que cet homme extraordinaire mettait dans ses réflexions ; elle prouve de plus qu'il connaissait l'influence qu'exercent sur nous les variations de cette partie de nos fonctions animales, et sans doute lui-même a vu son caractère irascible et sa fougue bilieuse diversement excités par l'état de son ventre. Rien ne dispose à la tristesse, aux idées sombres, comme la constipation. » P. 41.

« Il serait vraiment curieux de rechercher, par la vie et les habitudes intimes des hommes, et jusque dans leurs fonctions les plus secrètes, l'explication de faits qui étonnent parfois ou qui affligent l'humanité. Personne, que nous sachions, ne s'est avisé jusqu'ici d'ériger en oracle d'une nouvelle espèce, le lieu secret où le gentilhomme comme le bourgeois, l'homme d'état comme le manant, vont d'une façon toute semblable se débarrasser d'un résidu..... » P. 42.

« Si nous traçons, dans la série de nos dispositions intellectuelles, et parmi celles qui distinguent l'homme par ce qu'on appelle *caractère essentiel,* une ligne droite, en prenant pour point de centre la disposition *bonté,* nous trouverons, en allant directement vers les dispositions d'un ordre élevé, que cette ligne atteindra les dispositions *violence, fureur,* en passant par les dispositions intermédiaires essentielles, *fermeté, courage, audace;* et, si nous dirigeons ensuite cette ligne, à partir de la disposition *bonté,* vers les dispositions plus douces, pour ne pas dire d'un ordre moins élevé, nous trouverons, en suivant également une ligne directe, les dispositions *pusillanimité,* en passant par les dispositions intermédiaires, *bienveillance, débonnaireté, faiblesse.* La *bonté* est donc le *juste milieu* de cette ligne de nos dispositions naturelles, dont un bout tient à la *fureur* et l'autre bout à la *pusillanimité.* » Page 43.

D'après le docteur Besuchet, les personnes qui trouveraient que la place qu'elles occuperaient, serait entre *bonté* et *fureur,* sont constipées dans un degré proportionnel à leur élévation sur l'échelle; comme celles qui se trouveraient placées entre *bonté* et *pusillanimité,* ont des garde-robes faciles dans un degré proportionnel à leur descente sur l'échelle. « Néron, dit-il, page 44, le pape Clément VI et Philippe-le-Bel étaient probablement constipés. » Il ajoute que « les grands seigneurs orientaux *autrefois,* faisaient par forme de passe-temps, et pour éprouver le tranchant de leur cimeterre, sauter quelques têtes d'esclaves *après dîner.* Autrefois aussi ils faisaient un usage copieux d'opium qui, bien que d'une nature et d'une préparation différentes de celui qui nous parvient par le commerce, enivrait leurs sens et devait, tout comme le nôtre, porter à la constipation. Charles IX, qui tirait sur les bons Parisiens, allait difficilement à la garde- robe. Que n'a-t-il pris quelques laxatifs la veille de la Saint-Barthélemy ! » Page 46.

« Ne cherchons donc point si haut l'explication de tant de catastrophes, de si longues guerres et de discordes civiles, lorsque c'est tout simplement l'effet du tempérament de ceux qui ont fomenté, dirigé ces grands événements; et lorsque vous voyez un ministre exploitant quelque calamité publique venir demander à la législation de nouvelles rigueurs pour ajouter aux rigueurs déjà imaginées, avant lui, informez-vous à son valet de chambre si depuis quelques jours il n'a pas été à la garde-robe. » Page 45.

CHAPITRE X.

Les avantages de l'Ervalenta pour ceux qui digèrent avec une grande difficulté, à cause de la faiblesse de leur estomac, etc.

Parmi les nombreuses substances proposées dans ces derniers temps, comme aliments éminemment convenables aux personnes

qui ont les estomacs faibles, ou délabrés par de mauvaises digestions ou par des gastralgies, — outre que pour la plupart, elles
sont très chères, — il n'en est pas une qui possède les propriétés
qu'on lui prête, à beaucoup près. On trouve souvent qu'elles
sont difficiles à digérer et peu nutritives ; qu'elles produisent
fréquemment la constipation et d'autres incommodités.

Pour ces raisons, au lieu de nous arrêter longtemps pour
proclamer l'Ervalenta, une nourriture qui ramène promptement
à leurs forces primitives, les estomacs faibles et malades, — nous
prions les personnes, qui ont fait emploi des substances dont
nous venons de parler, souvent même pendant de nombreuses
années, de faire essai de l'Ervalenta, durant quelques semaines
seulement. Nous sommes certains de recevoir d'elles ce témoi-
gnage, que les avantages qu'elles ont obtenus de l'Ervalenta,
dans ce court espace de temps, sont bien plus considérables que
ceux qu'elles ont retirés des autres aliments, pendant tant
d'années.

Il n'est pas difficile de comprendre, comment l'Ervalenta rétablit, plus promptement que tout autre aliment, les estomacs
faibles et délabrés, dans toute l'énergie de leurs fonctions. C'est,
1° que cette substance est plus facile à digérer *que toute autre ;*
et 2° qu'elle rétablit promptement les intestins dans toute leur
énergie, en les faisant fonctionner sainement, librement, copieusement, journellement et naturellement. Or, aussitôt ce résultat
obtenu, la faiblesse et le délabrement de l'estomac ne tardent
jamais longtemps à se guérir.

Pour les personnes qui ont l'estomac *faible* ou *délabré* par
de mauvaises digestions ou par des gastralgies, les six manières de
faire cuire l'Ervalenta, indiquées au chapitre sixième, ont, sous
le rapport de *la facile digestion,* précisément les mêmes degrés
de valeur relative qu'elles ont pour les personnes constipées.
(Pour ces degrés de valeur relative, voir le dernier paragraphe
du chapitre vi, à la page 10.)

CHAPITRE XI.

L'efficacité de l'Ervalenta pour rétablir promptement, dans leurs forces primitives,
les personnes devenues faibles, maigres et délicates.

Si, pour guérir une maladie quelconque, il y a, par supposition,
beaucoup d'aliments qui réclament la préférence, on ne sait pas
lequel prendre : donc en supposant que l'on en choisisse un, on
le fait, à peu près, au hasard. Mais, au contraire, si pour guérir
cette maladie, il n'y a pas un seul aliment qui prétende à une
efficacité particulière, la difficulté, pour se décider, n'existe plus.
C'est précisément la position de tous ceux qui sont le sujet de ce
chapitre, à l'égard de l'Ervalenta. Elle est le seul aliment qui
s'adresse à eux, comme *éminemment efficace, pour ramener
promptement les forces perdues.* Employée pour cet objet ; elle
n'est pas moins puissante que quand on s'en sert contre la constipation. On verra facilement comment il arrive qu'elle possède
cette propriété réparatrice ; en jetant les yeux sur la fin du
deuxième chapitre, puis sur le chapitre précédent, et ce sera
plus évident encore lorsque l'on aura parcouru le chapitre qui
suit le chapitre actuel.

Pour les personnes qui voudraient, à cause de leur état faible, maigre et délicat, faire emploi de l'Ervalenta pour opérer le recouvrement de leurs forces, les six manières de la faire cuire, indiquées au chapitre sixième, ont précisément les mêmes degrés de valeur relative, qu'elles ont pour les personnes constipées. (Pour ces degrés de valeur relative, voir le dernier paragraphe du chapitre VI, à la page 10.)

CHAPITRE XII.

Effets salutaires de l'Ervalenta sur les personnes, même, qui se trouvent dans l'état de santé.

Nous allons dire maintenant quelques mots sur l'utilité de l'Ervalenta *dans l'état de santé.* Sous ce dernier point de vue, elle intéresse une très grande partie de la société, car elle *produit promptement une augmentation extraordinaire des forces du corps et de la vigueur de l'ame.* Ses bons effets, sous ce rapport, sont infiniment supérieurs à ceux que produit toute *autre nourriture,* quand elle exclut l'Ervalenta. Après s'en être nourri en partie, pendant quelque temps, on se trouve mieux dans tout son être. On remarque que l'on n'a jamais *si parfaitement* connu ce que c'était qu'un *sommeil délicieux et réparateur* durant la nuit, que d'être *complètement éveillé,* pendant le jour ; ce que c'était que *la force du corps et la vigueur de l'ame ;* la *gaîté de l'esprit* et *le sentiment de la jeunesse,* si ce n'était *peut-être* dans la jeunesse même ; on remarque aussi que l'on n'a jamais *si parfaitement* connu ce que c'était que *l'aptitude dans les affaires, et la sagacité et la pénétration dans l'étude ;* enfin, ce que c'était qu'*une jouissance* si complète *de toutes ses facultés.* Même, *la vue, l'ouie,* etc., acquièrent *un degré de finesse* qu'on ne connaissait pas quand on se nourrissait seulement des aliments ordinaires. En éprouvant cette amélioration de tout son être, on est frappé de *ce fait, que l'on n'a jamais si parfaitement connu ce que c'était que la VIE.*

Expliquer ces effets extraordinaires, n'est nullement difficile : en proportion que le temps, pendant lequel les matières excrémentitielles restent dans les intestins, est abrégé, sans que cependant ces viscères soient relâchés, les fonctions de ce canal, dans toute sa longueur, sont *vigoureuses, parfaites,* et, dans la même proportion, leurs résultats, c'est-à-dire, la chylification, etc., deviennent PURS. Or, c'est seulement lorsque *la vigueur, la perfection* de ces fonctions, dans toute la longueur de ce canal, sont à leur plus haut degré, que les résultats de ces fonctions sont PURS, que la *nourriture chyleuse est saine* et que le corps est *pleinement nourri.* Mais, c'est seulement quand la nourriture chyleuse est saine à son plus haut degré, et le corps pleinement nourri, que l'on peut attendre promptement *une augmentation considérable des forces du corps.* Et c'est seulement d'une augmentation considérable des forces du corps, que l'on peut attendre *une pareille augmentation de la vigueur de l'ame ;* car, il y a une relation si intime entre l'esprit et le corps, que l'état du premier suit immédiatement la condition du second. Aussi est-ce avec les forces de l'un et avec la vigueur de l'autre de ces deux parties de son être, que vient *le sentiment de gaîté de l'esprit, du contentement et de la félicité de l'ame*; car la nature produit toujours cet heureux état de l'esprit et du corps, quand elle n'est pas contrariée dans *la vigueur, la perfection de* ses fonctions intestinales, ni, par conséquent, dans la PURETÉ de leurs résultats, la chylification, etc.

Or, lorsque nous prenons notre nourriture *seulement* parmi les substances alimentaires ordinaires, les matières excrémentitielles, qui proviennent de ces substances, restent, le plus souvent, trop longtemps dans le canal chylifique ou intestinal, ce qui fait que ce canal devient surchargé de ces matières, et que son action est affaiblie dans toute sa longueur. D'ailleurs, de nombreuses glandes, dans les intestins, excrètent des fluides qui sont devenus nuisibles au corps. Or, c'est de ces fluides nuisibles, de la bile, etc., qu'une grande partie des matières excrémentitielles est formée. Ainsi, en proportion de l'encombrement produit dans les intestins par des matières malfaisantes provenant de ces deux sources, *la vigueur, la perfection*, de toutes les fonctions intestinales, sont diminuées. Ainsi le chyle, par lequel seul le corps est nourri et soutenu, diminue, se détériore, et devient IMPUR.

Les matières excrémentitielles, provenant des sources expliquées dans le dernier paragraphe, obstruent le canal intestinal à un tel degré que souvent elles le bloquent complétement. Alors les fonctions intestinales *se ralentissent bientôt;* et, si le blocus n'était pas assez promptement levé, elles cesseraient entièrement; des symptômes de maladies graves se feraient apercevoir, et, si un remède n'y était pas apporté sans délai, la *mort ne tarderait pas à survenir.*

Ces désagréments *n'arrivent jamais,* lorsqu'on fait, de l'Ervalenta, une partie convenable de sa nourriture; au contraire, le canal intestinal, au moyen de cet aliment, étant toujours dégagé, dans toute sa longueur, de tout encombrement de matières excrémentitielles, provenant soit des aliments, soit des autres sources que nous venons d'indiquer, l'élaboration du chyle, son absorption et toutes les autres fonctions chylifiques et intestinales ont lieu dans toute leur PURETÉ, toute leur vigueur, toute leur perfection.

Pour les personnes en état de santé, qui voudraient jouir des effets salutaires de l'Ervalenta, les six manières de la faire cuire, indiquées au chapitre sixième, ont précisément les mêmes degrés de valeur relative, qu'elles ont pour les personnes constipées. (Pour ces degrés de valeur relative, voir le dernier paragraphe du chapitre VI, à la page 10.)

CHAPITRE XIII.

Indications générales sur l'emploi de l'Ervalenta.

Généralement on commence à sentir les effets de l'Ervalenta au bout d'une semaine ou de dix jours, surtout si l'on s'en sert à bouillon gras. (Voir à la page 8.) Mais c'est seulement après avoir employée pendant *plusieurs semaines,* que l'on apprécie le *Moyen Naturel* à sa juste valeur.

Pour *faire fonctionner sainement, librement, copieusement, journellement et naturellement* les intestins par l'Ervalenta, — on en fait usage une, ou, si le cas l'exige, deux fois par jour, jusqu'à ce que les intestins fonctionnent de la même manière, sans y avoir recours, ou, au moins, sans y avoir recours aussi fréquemment.

Cependant, comme, pour se préserver de toute maladie (*voir page 6*), il importe que les intestins fonctionnent, en toute saison, de la manière *la plus saine;* — et comme il arrive, le plus souvent, que l'on n'a pas l'habitude de remarquer attentivement, s'ils fonctionnent ainsi ou non, — il conviendra, pour ne pas manquer de venir à leur aide lorsqu'ils pourraient en avoir besoin, de se servir de l'Ervalenta, pour une partie de sa nourriture, *tous* les jours, ou, au moins, *très fréquemment.*

Si cependant, le motif que nous venons de donner, n'avait pas assez de force pour engager toutes les personnes prévoyantes, à se servir de l'Ervalenta à leurs repas, *aussi souvent* que nous l'avons indiqué, — la considération des avantages décrits à la page 21, que tout le monde obtient par l'usage de l'Ervalenta, même dans l'état de santé, ajoutera sans doute à nos raisons assez de poids, pour qu'elles ne manquent pas de suivre nos conseils.

Assurément, il n'y a rien d'exagéré dans l'exposé précédent des propriétés, à la fois bienfaisantes et extraordinaires, de ce *Moyen Naturel;* mais, alors même que *des preuves évidentes* et *des expériences mille fois réitérées* nous eussent induit en erreur, les personnes, qui nous auraient *cru sur parole, en seront quittes* pour s'être nourries, en partie, pendant quelque temps, d'un *aliment délicieux, sain, substantiel* et *peu coûteux.*

Comme il peut arriver, que plusieurs personnes craignent que leurs intérêts souffrent de cette découverte, il peut arriver, aussi, que plusieurs tâchent de la discréditer. C'est pour cela, que nous engageons vivement tout le monde à en faire *l'expérience soi-même;* nous prions chacun de n'écouter les conseils de personne dans une affaire si importante. En faisant l'expérience soi-même, on n'expose ni sa santé, ni son argent; en un mot, on ne risque rien; mais en écoutant l'avis des autres, on s'expose à être trompé *par des gens intéressés;* on s'expose à être *dupe des préjugés;* comme, en différant trop longtemps l'emploi du seul remède efficace, on s'expose à *perdre la santé et la force, sans qu'il este moyen de les recouvrer.* L'avis des autres peut bien nous tromper, mais notre propre expérience ne peut nullement le faire.

GARANTIE, ETC.

Que l'Ervalenta ne contient aucune matière médicinale ou nuisible.

Premièrement, nous affirmons *solennellement*, et nous garantissons, que l'Ervalenta n'est autre chose qu'une farine alimentaire *tout simplement.*

Deuxièmement, nous affirmons, en conséquence, *solennelle-ment*, et nous garantissons, qu'aucune matière médicinale ou nuisible, n'est mêlée avec l'Ervalenta.

Troisièmement, nous faisons appel à la chimie pour attester la vérité de nos paroles ; car, par l'analyse, elle constatera que l'Ervalenta est absolument telle que nous le disons.

Quatrièmement, nous affirmons *solennellement*, et nous garantissons, que l'Ervalenta peut être mangée, même par les petits enfants et les femmes les plus délicates, *en quelque quantité que ce soit*, sans qu'ils en éprouvent *jamais* la *moindre* incommodité, soit dans l'estomac, soit dans les intestins, soit ailleurs.

Cinquièmement, nous affirmons *solennellement*, que d'après les propriétés singulièrement bienfaisantes que nous avons reconnues dans l'Ervalenta, et les mille expériences que nous en avons faites, nous nous croyons en droit de dire que l'Ervalenta est la substance alimentaire *la plus saine connue*.

Enfin, nous donnerons l'adresse des médecins et des personnes les plus recommandables, chez qui on pourra prendre des renseignements sur, 1° la parfaite *innuisibilité* de l'Ervalenta, 2° sur ses propriétés singulièrement bienfaisantes, 3° sur son efficacité *souveraine* dans les cas de constipation et de faiblesse de l'estomac, comme lorsqu'il s'agit de recouvrer ses forces primitives. Aux médecins de Paris et de la province, qui ne connaissent pas l'Ervalenta, nous la fournissons *gratis*, pour qu'ils puissent constater, sans versement de fonds, qu'elle possède ces mêmes propriétés.

A Paris, l'Ervalenta se trouve seulement chez J. Warton, rue Richelieu, n° 68. Dans presque toutes les autres villes de France, et dans un grand nombre de villes des pays étrangers, elle se vend chez la plupart des Pharmaciens, chez lesquels on peut se procurer un exemplaire de ce petit livre *gratis*. L'Ervalenta ne se vend nulle part que sous le cachet de la maison Warton, de Paris.

Ce livre étant destiné à être envoyé gratuitement par la poste, et franc de port, à toutes les personnes qui le demandent, nous n'avons pu y ajouter le prix de l'Ervalenta, parce que l'indication du prix obligerait de faire timbrer le livre, pour qu'il fût reçu à la poste. Les frais, que le timbre occasionnerait, ne nous ont pas permis de le faire. Qu'il suffise donc de dire que l'Ervalenta est si peu chère, qu'il y a peu de personnes qui, en cas de maladie, ne puissent trouver les moyens de s'en servir.

On engage les personnes qui voudraient éprouver sur elles-mêmes les effets de l'Ervalenta contre la constipation, ou la faiblesse de l'estomac, ou dans le but de se rétablir promptement dans leurs forces primitives, de ne pas faire l'épreuve sur moins de quatre kilogrammes (huit livres), en en mangeant régulièrement une ou deux fois par jour.

Imprimerie de Wittersheim, rue Montmorency, 8.